AF402172

CHAMBRE DE COMMERCE DE LYON

(Séance du 23 Janvier 1913)

MESURES A PRENDRE

CONTRE LA POLLUTION

ET EN VUE DE LA CONSERVATION

DES EAUX

ÉTUDE DU PROJET DE LOI

RAPPORT

de **M. A. PERRIN**

Secrétaire membre.

[illegible]

[illegible]

[illegible]

[illegible]

[illegible]

[illegible]

[illegible]

MESURES A PRENDRE

CONTRE LA POLLUTION

ET EN VUE DE LA CONSERVATION

DES EAUX

ÉTUDE DU PROJET DE LOI

RAPPORT

de **M. A. PERRIN**

Secrétaire membre.

Dans la séance du vingt-trois janvier mil neuf cent treize, où se trouvent réunis :

M. Jean COIGNET, *président;*

MM. Ennemond MOREL et PRADEL, *vice-présidents;*

MM. CHAMONARD, LIGNON, FERRAND, BRIZON, BARRET, BRUNIER, CELLE, ROBATEL, NIOGRET, VULLIOD, BABOIN, SAINT-OLIVE, COQUARD, PÉRONNET, RICHARD, GUÉNEAU, FLACHAIRE DE ROUSTAN, DIEDERICHS, *trésorier*, et PERRIN, *secrétaire;*

M. A. PERRIN, secrétaire membre, présente le rapport suivant, au nom de la Commission de législation :

Chargé par la Commission de législation de notre Chambre d'étudier le projet de loi déposé sur le bureau de la Chambre des députés par M. Léon Perrier contre la pollution et en vue de la conservation des eaux, j'ai l'honneur de vous présenter le rapport suivant ayant trait à cette importante question.

J'ai eu, pour me documenter, le travail très complet fait par M. Meunier, professeur à l'Ecole française de Tannerie, chargé spécialement par le Syndicat des cuirs et peaux de France de l'étude du même projet, et les rapports de plusieurs groupements importants particulièrement intéressés, qui ont déjà donné leur avis. Enfin, mon enquête personnelle et la compilation des articles parus sur la question dans les différents ouvrages et revues, telles que la *Revue d'hygiène et de police sanitaire*, m'ont permis de recueillir les renseignements qui font l'objet de l'étude que je soumets à la compétence et à l'approbation de la Chambre.

Pour la compréhension du sujet, j'ai divisé cette étude en cinq parties :

1° Etat actuel de la question de l'épuration des eaux d'égout ;
2° Projet de loi (Léon Perrier) ;
3° Critiques du projet de loi :
    a) Par la Chambre de commerce de Paris ;
    b) Par l'Union des fabricants de papier de France ;
    c) Par le Syndicat général des cuirs et peaux de France ;
    d) Par la Chambre de commerce d'Annonay ;
4° Dispositions transactionnelles et amendements proposés par MM. le Dr Calmette et E. Rolantz ;
5° Conclusions.

I. ÉTAT ACTUEL DE LA QUESTION D'ÉPURATION DES EAUX D'ÉGOUT

L'étude de l'évacuation et de la purification des eaux d'égout des agglomérations urbaines n'a guère été entreprise que depuis une cinquantaine d'années, d'abord en Angleterre et en Amérique, puis en France et en Allemagne.

En Angleterre, une « Commission royale » fut instituée en 1898 en vue de l'étude de l'évacuation et de la purification des eaux résiduaires urbaines et industrielles. Cette Commission publia des rapports fort documentés ; le plus intéressant fut celui de 1908 ; il fait autorité en la matière.

En France, les études datent des remarquables travaux de Calmette effectués depuis 1895 à la célèbre station expérimentale de la Madeleine, près de Lille.

Avant 1895, tous les travaux entrepris sur la question de la purification des eaux résiduaires se rapportaient au rôle épurant du sol et à l'épuration par divers réactifs chimiques.

En 1895, un chimiste anglais, Dibdin, proposa un nouveau système basé sur la destruction des matières organiques par les microbes; ce procédé biologique ne fut étudié scientifiquement qu'à Manchester; il fut appliqué un peu au hasard dans d'autres villes et donna lieu, au début, à un certain nombre de mécomptes qui faillirent le faire condamner à jamais.

A ce moment, un consortium de communes et de propriétaires riverains de trois rivières de la région du Nord de la France, la Marque, la Deule et la Lys, extrêmement polluées par les villes et les industries avoisinantes, chargèrent l'Institut Pasteur, de Lille, d'entreprendre l'étude des meilleurs systèmes d'épuration; ce fut l'origine de la création de la station de la Madeleine, qui fonctionna depuis sans interruption, grâce aux subsides de la Caisse nationale des recherches scientifiques.

A côté de cet organisme officiel, certaines Sociétés pratiquant depuis quelque temps la purification des eaux d'alimentation des villes, ont dirigé leurs recherches vers la purification des eaux d'égout et ont mis à jour de nouvelles méthodes fort intéressantes et fort précieuses.

Toutes les études faites en France et à l'étranger ont surtout en vue l'épuration des eaux d'égout des villes; les applications aux eaux industrielles proprement dites sont, en somme, assez restreintes en France à l'heure actuelle, sauf dans la région du Nord.

Examinons d'abord rapidement la constitution des eaux d'égout des villes.

Si nous prenons, par exemple, les égouts de Paris, le volume journalier déversé dans la Seine est de 200.000 à 300.000 mètres cubes, contenant environ 1 kilogramme de boues par mètre cube, sans préjudice des matières en dissolution.

Les boues solides ou les matières en dissolution de ces égouts se rapportent, en dehors des matières minérales, à deux types de composés organiques bien distincts :

1° Les composés ternaires, composés de carbone, d'hydrogène et d'oxygène, qui se rapportent à des produits d'origine végétale ou à des graisses ;

2° Les composés quaternaires, renfermant du carbone, de l'hydrogène, de l'oxygène et de l'azote ; ils sont principalement d'origine animale et contiennent en même temps d'autres composés minéraux parmi lesquels il convient de retenir le soufre.

La désintégration moléculaire de ces substances organiques, c'est-à-dire leur retour à l'état de matière minérale (acide carbonique, eau, nitrates, etc.), tel sera le début de l'épuration.

En principe, cette désintégration ne peut se faire que de deux manières : par la combustion directe ou bien par l'action des microbes.

La désintégration des substances ternaires s'effectue par les microbes anaérobies, qui empruntent l'oxygène nécessaire à leur existence aux matières organiques ternaires en les dédoublant et les ramenant à des termes simples.

La désintégration des substances quaternaires peut s'effectuer par une multitude de microbes aérobies ou anaérobies, c'est-à-dire capables de vivre ou de se multiplier en présence ou en l'absence de l'air atmosphérique.

Les eaux résiduaires des tanneries utilisant les matières tannantes végétales contiendront donc, en dehors des matières minérales comme le sel, la chaux, etc., des matières organiques ternaires et des matières organiques quaternaires : les eaux des mégisseries n'utilisant pas de tanin, contiendront surtout, à côté des matières minérales les plus variées (sel, chaux, sulfures alcalins, sulfures d'arsenic, sels de chrome, etc.), des matières organiques quaternaires.

D'ores et déjà, on peut donc prévoir qu'il ne faudra pas chercher à raisonner la purification des eaux de tannerie comme la purification des eaux de mégisserie; nous verrons d'ailleurs ultérieurement que le problème à résoudre et la solution à adopter ne comportent que rarement une allure générale avec les différentes usines.

Examinons maintenant les différentes méthodes mises en expérience en vue de l'épuration des eaux d'égout, nous verrons ensuite l'utilisation qui peut en être faite dans le cas spécial de la tannerie.

§ 1er — Épandage et irrigation agricole.

L'épandage, avec ou sans utilisation agricole, constitue le prototype des systèmes biologiques, c'est-à-dire des systèmes dans lesquels, en l'absence de tout réactif ajouté, on confie aux microbes le soin d'effectuer la désintégration des matières organiques ternaires et quaternaires des eaux résiduaires.

Les travaux de Berthelot, de Schloesing et de Muntz ont montré que les microbes contenus dans le sol étaient capables de décomposer activement et de désagréger toutes les matières organiques ternaires ou quaternaires et, en particulier, celles qui sont amenées par des eaux d'égout.

L'épandage dans un terrain propice constitue, de l'avis unanime de tous les savants, le meilleur moyen d'épuration des eaux résiduaires.

Malheureusement, ce système nécessite des étendues de terrain considérables : on compte 1 hectare pour 44.000 mètres cubes par an. En effet, il se forme rapidement à la surface du sol une couche de limon noir pâteux, brillant, absolument imperméable et, si l'on veut continuer l'épandage sur le même terrain, il est nécessaire de laisser sécher cette pellicule afin qu'elle se fendille et que l'on puisse, par un léger binage, réduire les fragments de pellicule en poussière.

Il semble résulter des études de Puech et Chabal qu'il serait possible de réduire dans des proportions considérables l'étendue de terrain nécessaire à l'épandage en faisant passer préalablement les eaux résiduaires sur des filtres à graviers juxtaposés, et dans lesquels la circulation a lieu à partir des filtres les plus grossiers, pour arriver aux graviers les plus fins.

Par cette filtration rapide, on arrive ainsi à éliminer 96 pour 100 des matières en suspension ; lorsque l'eau ainsi filtrée arrive sur le sol, la pellicule imperméable ne peut plus se former, et la faculté d'absorption du sol peut ainsi se manifester dans toute son intégralité. Après cette filtration grossière, 1 hectare de terrain peut absorber 600.000 mètres cubes d'eau, au lieu de 44.000, et il en résulte une économie des quatorze quinzièmes du terrain.

Lorsqu'on juge que les filtres sont suffisamment encrassés, on arrête la filtration, on détache les boues par un courant d'air comprimé et on les déverse dans un terrain spécial. Il suffit, pour ce dernier terrain, de 600 mètres carrés par an pour les boues de 10.000 mètres cubes d'eau d'égout. Lorsque ce terrain est saturé, c'est-à-dire au bout d'un an, on en prend un deuxième à côté, et ainsi de suite pendant dix ans. Après dix ans, on aura ainsi occupé en tout 6.000 à 8.000 mètres carrés. Au bout de ce temps, on peut revenir à la première parcelle, car toute la matière organique qu'elle contenait a été consommée par les neuf années de récolte qui se sont succédé sur ces parcelles.

L'épandage simple des égouts de Paris se pratique à Gennevilliers, à Achères et à Conflans ; l'épandage avec filtration grossière préalable se pratique dans une installation d'essai organisée à Créteil en 1905, en vue du traitement d'une partie des eaux d'égout de Maisons-Alfort et d'Alfortville.

§ 2. — Épuration biologique artificielle.

Dans l'épuration biologique naturelle par épandage, la désagrégation des matières organiques par les microbes s'accomplit dans des conditions variables, suivant la température et la nature du sol ; dans l'épuration biologique artificielle, on arrive, pour ainsi dire, à régler à volonté le travail des microbes, de telle sorte que l'on arrive à épurer rapidement, et sur des surfaces très réduites, des quantités d'eau d'égout infiniment plus considérables que dans le cas de l'épandage.

L'épuration biologique artificielle des eaux d'égout a été préconisée, étudiée et mise au point en France par Calmette ; elle comprend quatre phases distinctes :

1° La séparation des résidus solides, lourds, non putrescibles (sable, gravier, scories, débris de fer, de pierre, etc.) ;

2° La dissolution et la gazéification partielles des matières organiques par l'action de microbes anaérobies ;

3° La fixation de ces matières organiques dissoutes sur des substances capables de servir en même temps de support aux microbes oxydants aérobies ;

4° La transformation par les microbes des matières quaternaires dissoutes et fixées en nitrites et en nitrates solubles.

La première phase, purement mécanique, s'effectue dans un simple bassin de décantation avec cloisons en chicane, précédé de grilles ou de cribles.

La deuxième phase s'effectue dans des bassins (fosses septiques ou *septic-tanks*) disposés en vue d'y permettre la pullulation rapide et abondante des ferments anaérobies. Le rôle et l'effet des fosses septiques ont été et sont encore très discutés.

C'est en 1897 que M. Cameron proposa en Angleterre le *septic-tank system*. On prétendait alors que le septic-tank solutionnait la question des boues et que toutes les matières organiques en suspension pouvaient y être solubilisées. On sait aujourd'hui que cette revendication n'est pas absolument vraie, et l'on admet que la fosse septique permet d'éliminer, par digestion, 30 à 35 pour 100 des matières organiques en suspension dans l'eau brute ; elle assure, en outre, un dépôt parfait des matières non solubilisées et joue aussi, de ce fait, le rôle de bassin de décantation.

La durée du séjour des eaux d'égout dans la fosse septique varie de douze à vingt-quatre heures, suivant les cas, et leurs dimensions sont calculées en conséquence.

Les fosses septiques sont profondes de 2 à 4 mètres, elles restent constamment pleines et laissent écouler, par déversement à l'une de leurs extrémités, un volume d'eau égal à celui qu'elles reçoivent à l'autre extrémité.

L'évacuation des boues se fait par dragage ou avec des pompes, lorsque leur masse réduit d'un tiers environ la capacité volumétrique des fosses.

Lorsque les eaux résiduaires ont une odeur forte, il est préférable de couvrir les fosses septiques, mais la couverture est le plus généralement inutile, et elle peut présenter des dangers par suite de l'accumulation et de l'explosion possible des gaz.

La troisième et la quatrième phase se manifestent sur les lits d'oxydation ou lits bactériens : ceux-ci sont généralement constitués par une couche plus ou moins épaisse de mâchefer ou de coke susceptible d'être alternativement émergée, puis aérée.

Pendant les périodes d'immersion, les matières organiques qui sont en solution colloïdale se précipitent, dans la masse des corps poreux constituant les lits bactériens; pendant les périodes d'aération, les microbes qui se multiplient très activement dans les anfractuosités des scories ou du coke oxydent les matières azotées, les désagrègent et les minéralisent. Ce sont les ferments nitreux et nitriques qui jouent le rôle le plus actif.

On compte de deux à quatre aérations par vingt-quatre heures, chaque aération durant de trois à quatre heures et les périodes d'immersion d'une à deux heures.

Les lits bactériens, tels que nous venons de les décrire, constituent des lits intermittents ou lits de contact; ils sont simples de construction, leur durée est presque indéfinie. Comme ils n'exigent aucun mécanisme, les frais d'entretien sont presque nuls. Leur capacité d'épuration est généralement limitée à 5oo litres par mètre carré de surface et par vingt-quatre heures, à raison de trois périodes d'immersion et trois périodes d'aération.

Dans le but d'augmenter le rendement par surface et de supprimer les successions d'immersion et d'aération, on a construit des lits bactériens désignés sous le nom de percolateurs, dans lesquels certains dispositifs permettent, soit le déversement en pluie des eaux d'égout pendant des périodes plus ou moins longues à la surface des lits bactériens, soit l'arrosage intermittent et automatique des diverses portions de la surface d'un même lit. On évite ainsi l'immersion totale des lits alternant avec la vidange totale.

L'utilisation de la tourbe noire de la Somme dans la préparation des lits bactériens a donné de bons résultats. MM. Muntz et Lainé ont effectué toute une série de recherches sur les modifications que subissent les principes azotés contenus dans des eaux résiduaires après l'action de la tourbe.

Nota. — Pour que l'épuration s'accomplisse d'une manière satisfaisante sans encrasser le lit bactérien, il est indispensable :

a) Que l'eau distribuée à la surface du lit soit débarrassée aussi parfaitement que possible de toute matière en suspension;

b) Que la distribution soit régulière et que les déversements soient réglés de telle sorte que l'oxydation des matières organiques fixées sur les matériaux pendant les périodes de mouillage ait le temps de s'effectuer. Sans quoi, on ne tarde pas à produire le colmatage des lits bactériens qui deviennent alors inactifs.

§ 3. — Épuration par les procédés chimiques.

Les travaux relatifs à ce mode d'épuration ont été principalement poursuivis en France par le professeur Buisine de Lille. Ce procédé consiste à additionner l'eau résiduaire de certains réactifs formant, par double décomposition avec les sels contenus dans l'eau, des précipités entraînant les matières en suspension et déterminant en outre la précipitation des matières organiques en solution colloïdale.

Les expériences de Buisine ont porté également sur les eaux d'égout de Lille. Les réactifs expérimentés étaient le sulfate ferrique, le chlorure ferrique, le mélange de sels ferriques et de chlorure de chaux.

Comme procédé de purification des eaux d'égout des villes, le système est complètement abandonné.

§ 4. — Traitement et utilisation des boues.

Le traitement des boues provenant des bassins de décantation, des « septic-tanks », de l'épuration chimique ou des filtres Puech et Chabal, est une des plus grandes difficultés que l'on rencontre dans la question de l'épuration des eaux résiduaires.

Les procédés préconisés ou utilisés actuellement se ramènent aux types suivants :

1° *Incinération des boues.* — On a fait un certain nombre de tentatives en comprimant ces boues en tourteaux, en les mélangeant avec des ordures ménagères et en les brûlant dans des fours spéciaux ; cette méthode a donné, en général, d'assez mauvais résultats ;

2° *Epandage.* — On fait arriver les boues liquides dans des tranchées en forme de V, creusées à l'avance, afin que la terre soit aussi sèche que possible ; on recouvre ensuite la boue avec la terre de creusage et, lorsque l'incorporation est complète, on laboure le sol et on le livre à la culture. Ce système est utilisé en Angleterre, à Birmingham et à Guildford ;

3° *Conversion en engrais marchands.* — Ce traitement des boues consiste à les additionner d'une petite quantité de chaux et à les passer au filtre-presse ; on obtient ainsi des tourteaux contenant 50 à 65 pour 100 d'eau. On peut également sécher partiellement ces boues à l'air dans des bassins, dont le fond est garni de mâchefer disposé au-dessus de tuyaux de drainage.

Les boues provenant de la purification chimique par la chaux et le sulfate ferrique peuvent être séchées à 65-70 degrés, puis broyées ; elles fournissent ainsi l'engrais connu en Angleterre sous le nom de *globe-fertiliser*.

§ 5. — Contrôle de l'épuration des eaux d'égout.

Aux termes des articles 21 et 25 de la loi du 15 février 1902 relative à la protection de la santé publique, le Conseil supérieur d'hygiène publique de France, les Conseils départementaux et les Commissions sanitaires doivent être consultés sur les projets d'assainissement et sur les dispositifs d'épuration d'eaux d'égout ou d'eaux-vannes ménagères ou industrielles.

Quelles sont les règles servant de base actuellement à ces divers organismes ? Nous les trouvons dans les *Instructions générales relatives à la construction des égouts, à l'évacuation et à l'épuration des eaux d'égout;* ces instructions, établies par MM. Calmette et Masson, ont été approuvées par le Conseil supérieur d'hygiène publique de France.

En voici les principaux points :

Quel que soit le procédé employé, on peut admettre que l'épuration est satisfaisante et que l'eau traitée peut être évacuée sans inconvénients quand elle ne renferme aucune matière en suspension susceptible de se déposer sur les bords ou dans le lit des rivières, ni aucune matière en solution capable, soit de fermenter en dégageant des gaz nauséabonds, soit d'intoxiquer les êtres vivants, animaux ou végétaux.

Hormis certains cas très exceptionnels, la pureté bactériologique ne saurait être exigée. L'élimination des matières en suspension est autrement importante et elle doit être aussi complète que possible, et il est conseillé d'adopter les limites de la « Commission royale anglaise » qui fixe à 30 milligrammes par litre, dont 20 milligrammes matières organiques et 10 milligrammes matières minérales, le maximum de matières en suspension tolérable.

Au point de vue de la tendance à la fermentation que possède l'eau purifiée, on mesure la putrescibilité par le « Test d'incubation »; cette épreuve consiste à prélever, dans un flacon bouché à l'émeri, de l'eau épurée préalablement filtrée sur papier. On la conserve sept jours à 30 degrés; on titre avant et après cette incubation la quantité d'oxygène que l'eau est capable d'emprunter au permanganate en trois minutes. Si cette eau contient des matières organiques putrescibles, les ferments qui la peuplent s'emparent d'abord de l'oxygène dissous,

**✱

puis, lorsque celui-ci a été utilisé, ils décomposent les composés oxygénés, nitrates et sulfates, et donnent, avec ces derniers, les sulfures se révélant par leur odeur.

Si les deux chiffres obtenus sont voisins, on considère que l'eau est convenablement épurée.

S'ils sont nettement plus forts après qu'avant, l'effluent est considéré comme putrescible.

En résumé, l'épuration est satisfaisante lorsque :

1° L'eau épurée ne contient pas plus de 3 centigrammes de matières en suspension par litre;

2° Lorsque, après filtration sur papier, la quantité d'oxygène que l'eau emprunte au permanganate de potassium en trois minutes reste sensiblement constante avant et après sept jours d'incubation à la température de 3o degrés, en flacon bouché à l'émeri;

3° Lorsque, avant et après sept jours d'incubation à 3o degrés, l'eau épurée ne dégage aucune odeur putride ou ammoniacale;

4° Enfin, lorsque l'eau épurée ne renferme aucune substance chimique susceptible d'intoxiquer les poissons et de nuire aux animaux qui s'abreuveraient dans le cours d'eau où elle est déversée.

Dans certains cas, on pourra tolérer l'évacuation d'un effluent incomplètement épuré et légèrement putrescible, lorsque cet effluent ne renfermera pas un excès de matières en suspension et lorsqu'il sera déversé dans un cours d'eau à grand débit (d'un volume au moins 5o fois plus considérable). On s'assurera alors que l'eau de la rivière ou du fleuve a une composition chimique et bactériologique sensiblement égale dans les échantillons prélevés en amont et en aval, à quelques centaines de mètres du point de déversement.

Pour rendre effectives les mesures à prendre contre la pollution des eaux, un projet de loi a été établi à la date du 24 décembre 1910, par M. Raynaud, ministre de l'agriculture, et par M. Louis Puech, ministre des travaux publics, des postes et télégraphes.

Le rapporteur de ce projet de loi est M. Léon Perrier, député de l'Isère, ex-chef de travaux de zoologie de la Faculté des Sciences de Grenoble, spécialiste en matière de pisciculture. C'est ce projet de loi reproduit ci-après que nous allons examiner et discuter.

II. PROJET DE LOI

Titre Premier. — Cours d'Eau

Chapitre premier. — Dispositions générales.

Article premier. — Il est interdit de jeter, de déverser ou laisser écouler, soit directement, soit indirectement, dans les cours d'eau aucune matière susceptible de nuire :

A la conservation et à l'écoulement des eaux ;

A la salubrité ;

A l'utilisation des eaux pour l'alimentation des animaux, pour les besoins domestiques, pour les emplois agricoles ou industriels ;

A la faune et à la flore aquatiques utiles.

Art. 2. — Des arrêtés concertés entre le ministre de l'agriculture et le ministre des travaux publics fixeront les conditions que les jets, déversements ou écoulements devront remplir aux points de vue organoleptique, physique, chimique et bactériologique.

Le simple fait qu'un jet, déversement ou écoulement ne remplit pas les conditions ainsi fixées constituera un délit, sans qu'il y ait lieu de rechercher quelles en ont été les conséquences.

Chapitre II. — Déversement des résidus industriels.

Art. 3. — Des arrêtés pris par le ministre de l'agriculture et par le ministre des travaux publics, après accord avec le ministre du commerce et de l'industrie, fixeront les industries qui ne pourront déverser directement ou indirectement leurs résidus dans les cours d'eau qu'après leur avoir fait subir une épuration efficace.

Les dispositions à prendre pour l'épuration seront proposées par l'industriel et devront être reconnues acceptables par un arrêté du préfet rendu, dans le délai d'un an, sur le rapport du service chargé de la police du cours d'eau.

Les déversements effectués sans épuration préalable ou en ne se conformant pas aux dispositions acceptées par le préfet seront assimilés aux délits prévus par les articles 1 et 2.

Le préfet pourra toujours prescrire la revision des dispositions agréées par lui pour l'épuration, si les déversements ne remplissent pas les conditions imposées à l'article 2.

Art. 4. — Les résidus industriels, dont les déversements dans les cours d'eau sont interdits, pourront être admis, sous réserve de l'autorisation de l'autorité compétente, dans les égouts autorisés, comme il est prévu au chapitre III.

Toutefois, un arrêté du préfet, sur le rapport du service chargé de la police des cours d'eau, pourra interdire l'admission dans les égouts de certains résidus industriels ou la subordonner à certaines conditions.

Art. 5. — Des arrêtés pris, chacun en ce qui concerne les cours d'eau dont il a la gestion, par le Ministre de l'agriculture et par le Ministre des travaux publics, fixeront les sections de cours d'eau où les déversements de résidus industriels pourront être effectués bien que ne remplissant pas les conditions imposées à l'article 2, sous la réserve d'avoir subi une épuration préalable, comme il est prévu à l'article 3.

Cette tolérance pourra toujours être retirée par un arrêté du ministre compétent, mais les industries qui en bénéficiaient disposeront pour se conformer aux conditions imposées à l'article 2, d'un délai qui sera fixé par le préfet sur le rapport du service chargé de la police du cours d'eau, sans pouvoir être inférieur à deux ans ni supérieur à quatre ans.

Art. 6. — Les irrigations au moyen des eaux résiduaires d'industrie bénéficieront de la servitude d'aqueduc telle qu'elle est réglée par la loi du 29 avril 1845. Les propriétaires des fonds traversés pourront toujours exiger que les eaux soient renfermées dans des tuyaux ou des aqueducs souterrains.

Lorsque la pollution d'un cours d'eau par les résidus d'un établissement industriel, rentrant dans la catégorie définie à l'article 3, ne pourra disparaître que par des travaux s'étendant en dehors de l'immeuble d'où ils proviennent, la commune pourra exproprier, pour le compte des propriétaires de l'établissement, après l'accomplissement des formalités prescrites par la loi du 3 mai 1841, les propriétés indispensables à l'exécution des travaux. Toutefois, ne pourront être comprises dans cette expropriation les maisons, cours, jardins, parcs et enclos attenants aux habitations.

L'exécution, l'entretien et l'exploitation d'égouts et de procédés d'épuration pourront donner lieu à la construction d'associations syndicales libres. Ces associations pourront être transformées en associations autorisées par application de l'article 8 de la loi des 21 juin 1865, 22 décembre 1888, dans les conditions de majorité déterminées par les statuts.

Chapitre III. — Déversements d'eaux usées provenant des communes.

Art. 7. — Les déversements d'eaux usées provenant des agglomérations communales ne pourront être effectués directement ou indirectement dans les cours d'eau que s'ils remplissent les conditions imposées à l'article 2, § 1er.

Les dispositions à prendre à cet effet seront proposées par la commune et devront être fixées par le préfet sur le rapport du service chargé de la police du cours d'eau.

Si les égouts sont destinés à recevoir des matières provenant des fosses d'aisances, l'arrêté du préfet devra être approuvé par le ministre de l'agriculture ou par le ministre des travaux publics suivant la nature du cours d'eau où les déversements sont effectués.

Art. 8. — Faute, par les communes, de proposer les dispositions nécessaires ou de se conformer à celles arrêtées par le préfet, il y sera pourvu, après une mise en demeure sans résultat, d'office et à leurs frais. Les mesures nécessaires pour couvrir la dépense seront ordonnées après l'accomplissement des formalités et dans les conditions prévues par l'article 149 de la loi du 5 avril 1884.

Art. 9. — Les communes pourront se constituer en syndicats, dans les conditions prévues par la loi du 22 mars 1890, pour l'usage commun d'égouts et de travaux destinés à l'épuration des eaux usées.

Art. 10. — Les projets relatifs à l'épuration des eaux d'égout par le sol ou par tout procédé pourront faire l'objet de déclarations d'utilité publique autorisant le département ou les communes, ou les syndicats de communes, propriétaires des égouts, à exproprier les terrains nécessaires pour assurer l'épuration des eaux.

Si l'épuration doit être effectuée par le sol, ne pourront être compris dans l'expropriation les maisons, cours, jardins, parcs et enclos attenants aux habitations, si mieux n'aime leur propriétaire requérir l'expropriation dans le cas où l'immeuble se trouverait enclavé dans les champs d'épuration. Cette exception sera étendue à une zone attenante à ces immeubles et dont les limites seront déterminées dans chaque cas par l'acte portant déclaration d'utilité publique.

Les habitants et les propriétaires des communes où seront établis les travaux, et ceux des communes dans l'intérêt desquelles ces travaux seront exécutés ne pourront être appelés à faire partie du jury spécial d'expropriation qui statuera sur les indemnités à allouer.

Art. 11. — Lorsque les égouts d'une commune traverseront le territoire d'autres communes pour atteindre le lieu de l'épuration ou le cours d'eau où l'effluent est déversé, ces dernières pourront déverser leurs eaux usées dans l'égout établi sous leur sol à la condition de contribuer, proportionnellement à l'usage qui sera fait par elles de cet ouvrage, aux frais d'établissement, d'entretien et d'exploitation des égouts et à ceux des procédés d'épuration.

En cas de désaccord sur la part contributive de chaque commune, le préfet statuera après avis de la Commission départementale. Lorsque les communes appartiendront à des départements différents, il sera statué par décret.

Lorsqu'il s'agira d'égouts à construire, les communes devront déclarer leur intention d'en faire usage au moment des enquêtes préalables à la déclaration d'utilité publique. Elles ne pourront faire usage des égouts existants que si les dimensions de ces égouts permettent de recevoir leurs eaux.

Titre II. — Eaux souterraines

Art. 12. — Aucune évacuation, aucun déversement direct ou indirect de matières ne pourra être effectué dans le sol, dans des excavations naturelles ou artificielles, dans des puits ou forages, qu'après que des dispositions convenables auront été prises pour ne pas compromettre l'utilisation des eaux souterraines et ne pas nuire à la salubrité.

Toutefois un arrêté du ministre de l'agriculture fixera les évacuations ou déversements dans le sol qui pourront être effectués à titre exceptionnel sans autorisation préalable. Un arrêté du préfet, sur le rapport du Service hydraulique, pourra toujours soit interdire, soit subordonner à certaines conditions les opérations de cette catégorie qui compromettraient l'utilisation des eaux souterraines ou qui nuiraient à la salubrité.

Art. 13. — Un arrêté du préfet sur le rapport du service hydraulique pourra, soit interdire, soit subordonner à certaines conditions le dépôt, le déversement direct ou indirect à la surface du sol des matières qui compromettraient l'utilisation des eaux souterraines ou qui nuiraient à la salubrité.

Toutefois, un arrêté du ministre de l'agriculture fixera les matières qui ne pourront être mises en dépôt, déversées directement ou indirectement à la surface du sol, qu'après que des dispositions convenables auront été prises pour ne pas compromettre l'utilisation des eaux et ne pas nuire à la salubrité. Cet arrêté devra être pris d'accord avec le ministre du commerce et de l'industrie en ce qui concerne les résidus industriels en dépôt ou en travail.

Art. 14. — Les dispositions à prendre en vertu de l'article 12, § 1er, et de l'article 13, § 2, seront proposées par l'intéressé et devront être reconnues acceptables par un arrêté du préfet rendu dans le délai d'un an sur le rapport du service hydraulique.

Le simple fait qu'une évacuation ou un déversement de matières prévu par ces articles a été effectué sans autorisation ou en ne se conformant pas aux dispositions arrêtées par le préfet, constituera un délit, sans qu'il y ait lieu de rechercher quelles en ont été les conséquences.

Art. 15. — Les opérations d'épuration par le sol des eaux usées provenant des communes ne pourront être effectuées qu'à la condition de ne pas compromettre l'utilisation des eaux souterraines et de ne pas nuire à la salubrité.

Les dispositions à prendre à cet effet seront proposées par les communes et fixées par un arrêté du préfet sur le rapport du Service hydraulique. Cet arrêté devra être approuvé par le ministre de l'agriculture.

Faute par les communes de proposer les dispositions nécessaires ou de se conformer à celles arrêtées par le préfet, il sera pourvu d'office et à leur frais, comme il est prévu à l'article 8.

Titre III. — Commission de Conservation des Eaux

Art. 16. — Il sera institué auprès de la Direction de l'hydraulique et des améliorations agricoles une Commission supérieure de conservation des eaux, dont les membres seront nommés par le ministre de l'agriculture.

Cette Commission comprendra deux membres de la Commission de l'hydraulique et des améliorations agricoles, deux membres du Conseil général des ponts et chaussées désignés par le Ministre des travaux publics, deux membres du Conseil supérieur d'hygiène publique de France désignés par le Ministre de l'intérieur, deux membres du Comité consultatif des arts et manufactures désignés par le Ministre du commerce et de l'industrie, le directeur de l'hydraulique et des améliorations agricoles au ministère de l'agriculture, le directeur des routes et de la navigation au ministère des travaux publics, le directeur des affaires départementales et communales et le directeur des affaires commerciales et industrielles au ministère du commerce et de l'industrie, des inspecteurs généraux ou ingénieurs des ponts et chaussées, des inspecteurs généraux ou ingénieurs du service des améliorations agricoles, des représentants des diverses administrations intéressées, des géologues, des chimistes, des industriels, des agriculteurs, des représentants de communes, de syndicats de riverains, de pêcheurs et pisciculteurs.

Le nombre des industriels dans la Commission devra toujours être le tiers du nombre total de ses membres.

Un laboratoire sera créé auprès de la Commission, pour effectuer les recherches nécessaires à son fonctionnement et pour procéder à l'expérimentation des systèmes d'épuration ainsi qu'à des études en vue de leur amélioration. Les dépenses entraînées par cette organisation et par le fonctionnement de la Commission supérieure des eaux seront supportées par les crédits ordinaires inscrits au budget du ministère de l'agriculture pour les services de l'hydraulique agricole.

Les arrêtés du Ministre de l'agriculture et du Ministre des travaux publics, prévus aux articles 2, 3, 5, et du Ministre le l'agriculture, prévus aux articles 12 et 13, devront être pris après avis de la Commission supérieure de conservation des eaux.

Lorsqu'un arrêté de préfet, pris par application des articles 3, 4, 7, 12, 13, 14, 15, fera l'objet d'un recours au ministre, il sera statué après avis de la Commission supérieure de conservation des eaux.

Art. 17. — Les arrêtés du préfet, prévus aux articles 3, 4, 7, 12, 13, 14, 15, devront être pris après avis d'une Commission dite « de conservation des eaux », formée du Conseil départemental d'hygiène, auquel seront adjoints les membres suivants : deux représentants du Service hydraulique, deux représentants du Service chargé de la police des rivières navigables, des représentants des administrations intéressées, un chimiste, un géologue, des industriels, un agriculteur, un représentant des syndicats de riverains, de pêcheurs, de pisciculteurs.

Les membres de cette Commission seront nommés par le préfet.

Le nombre des industriels devra toujours être le tiers du nombre total des membres de la Commission.

Les frais de fonctionnement des Commissions de conservation des eaux seront imputés sur les crédits ordinaires inscrits au budget du ministère de l'agriculture pour les Services de l'hydraulique agricole.

Titre IV. — Pénalités et Constatation des Délits

Art. 18. — Les infractions aux articles 1, 2, 3, 12, 13, 23 de la présente loi, aux arrêtés préfectoraux pris en vertu des articles 3, 4, 12, 13, 14, 23 et aux règlements d'administration publique prévus à l'article 22, seront punies par les tribunaux correctionnels d'une amende de 50 à 100 francs. En cas de récidive, cette amende sera portée de 100 à 2.000 francs.

Sera considéré comme étant en état de récidive, quiconque, ayant été condamné par application de la présente loi, aura, dans les cinq ans qui suivront la date à laquelle cette condamnation sera devenue définitive, commis un nouveau délit tombant sous l'application de la présente loi.

En cas de pluralité de délits, l'amende sera appliquée autant de fois qu'il aura été relevé d'infractions.

Les tribunaux correctionnels pourront appliquer, pour la première condamnation, les dispositions de l'article 463 du Code pénal, sans que l'amende puisse être inférieure à 16 francs.

Le sursis à l'exécution des peines d'amende édictées par le présent article ne pourra être prononcé en vertu de la loi du 26 mars 1891.

Lorsqu'il s'agira d'un déversement ou d'une évacuation de résidus industriels, les chefs de l'industrie, gérants, administrateurs ou directeurs pourront être rendus pénalement responsables des délits commis par leurs ouvriers ou leurs employés.

Dans tous les cas, les maîtres de l'entreprise — particuliers ou sociétés — seront civilement responsables des condamnations prononcées contre leurs ouvriers, employés, gérants, administrateurs ou directeurs.

Le jugement devra toujours imposer au maître de l'entreprise l'obligation de prendre, dans les conditions prévues aux articles 3 et 14, les dispositions nécessaires pour sauvegarder le cours d'eau ou les eaux souterraines, et lui impartir un délai pour leur mise en fonctionnement, sous peine, pour chaque jour de retard, d'une astreinte pénale qui sera fixée entre 5 francs et 100 francs par jour, suivant l'importance de l'établissement, et qui ne devra, en aucun cas, se confondre avec les amendes prévues aux paragraphes précédents.

Le préfet devra accuser réception des propositions qui seront faites par le maître de l'entreprise en ce qui concerne l'épuration, et lui notifier, dans un délai de six mois, s'il les reconnaît ou non acceptables.

Art. 19. — Les procès-verbaux constatant les infractions commises seront dressés par les agents du Service hydraulique ou du Service des ponts et chaussées, commissionnés à cet effet par le ministre de l'agriculture ou par le ministre des travaux publics, soit sur leur initiative, soit sur la plainte des intéressés.

La constatation nécessaire pour réprimer les infractions commises pourra être faite, indépendamment des agents du Service hydraulique ou du Service des ponts et chaussées, par des agents spécialement commissionnés à cet effet par le ministre de l'agriculture ou par le ministre des travaux publics.

Les procès-verbaux seront transmis à l'ingénieur en chef du Service hydraulique ou à l'ingénieur en chef chargé de la police des cours d'eau navigables, qui en adressera deux expéditions, l'une au préfet, l'autre au procureur de la République.

Les agents des deux catégories pourront pénétrer de jour et de nuit dans les usines closes et non closes ou leurs dépendance pour procéder aux constatations qu'exige l'application de la présente loi. Pour pénétrer de nuit dans les parties closes, ils devront être accompagnés d'un représentant de l'autorité municipale ou d'un commissaire de police.

Ils prêteront serment de ne point révéler les secrets de fabrication et en général les procédés d'exploitation dont ils pourraient prendre connaissance dans l'exercice de leurs fonctions. Toute violation de ce serment sera punie conformément à l'article 378 du Code pénal.

Sera punie d'une amende de 100 à 500 francs quiconque aura mis obstacle à l'accomplissement des devoirs des agents susmentionnés. En cas de récidive, l'amende sera portée de 500 à 1.000 francs. Les tribunaux correctionnels pourront appliquer, pour la première condamnation, les dispositions de l'article 463 du Code pénal, sans que l'amende puisse être inférieure à 16 francs.

ART. 20. — Des arrêtés, concertés entre le Ministre de l'agriculture et le Ministre des travaux publics, fixeront les conditions dans lesquelles les prélèvements d'échantillons des déversements seront opérés, les laboratoires chargés des analyses, ainsi que toutes les autres mesures ayant pour objet la constatation des délits et des poursuites devant les tribunaux.

ART. 21. — Les associations syndicales constituées en vertu des lois des 21 juin 1865, 22 décembre 1888, les associations organisées par l'administration en vertu des lois des 14 floréal an XI, 16 septembre 1807 et 8 avril 1898, les associations de riverains pour la protection des cours d'eau, et les syndicats et sociétés de pêcheurs formés en vertu de la loi du 1ᵉʳ juillet 1901 pourront exercer des droits reconnus à la partie civile par les articles 63, 64, 66, 67, 68 et 182 du Code d'instruction criminelle, en ce qui concerne l'exécution de la présente loi.

TITRE V. — DISPOSITIONS DIVERSES ET TRANSITOIRES

ART. 22. — Des règlements d'administration publique, rendus sur la proposition du ministre de l'agriculture et du ministère des travaux publics, fixeront les mesures à prendre pour l'application de la présente loi.

ART. 23. — Les déversements dans les cours d'eau provenant des établissements industriels ou des égouts communaux existant au moment de la promulgation de la présente loi ne pourront plus être effectués dans un délai de quatre ans s'ils n'ont pas été au préalable épurés comme il est prévu aux articles 2 et 7.

Ils devront, dans un délai de dix ans, remplir les conditions imposées à l'article 2, § 1ᵉʳ.

Les dispositions à prendre pour l'épuration des résidus provenant de ces établissements ou de ces égouts devront être proposées par les industriels ou par les communes au préfet, au plus tard deux ans, et mises en fonction-nement après avoir été reconnues acceptables par celui-ci, au plus tard quatre ans après la promulgation de la présente loi.

Les travaux complémentaires à effectuer, pour que les déversements remplissent les conditions imposées à l'article 2, § 1er, devront être soumis par les intéressés au préfet dans un délai de huit ans après la promulgation de la présente loi et reconnus acceptables par celui-ci.

Les évacuations ou déversements de matières effectués dans le sol, dans des excavations naturelles ou artificielles, dans des puits ou forages autres que ceux prévus au deuxième paragraphe de l'article 12; les dépôts ou déversements à la surface du sol rentrant dans la catégorie définie au deuxième paragraphe de l'article 13, les opérations d'épuration par le sol des eaux usées des communes qui existent au moment de la présente loi, ne pourront plus être effectués dans un délai de quatre ans s'ils ne remplissent pas les conditions imposées aux articles 12, 13 et 15.

Les dispositions à prendre à cet effet devront être proposées par les inté-ressés au préfet, au plus tard deux ans, et mises en fonctionnement, après avoir été reconnues acceptables par celui-ci, au plus tard quatre ans après la promulgation de la présente loi.

On conçoit aisément qu'un tel projet de loi souleva des protestations nombreuses.

Nous allons examiner quelques-unes des critiques les plus intéres-santes faites par des groupements importants tels que :

La Chambre de commerce de Paris,

L'Union des fabricants de papiers de France,

Le Syndicat général des cuirs et peaux de France,

La Chambre de commerce d'Annonay.

III. CRITIQUES DE LA CHAMBRE DE COMMERCE DE PARIS ET DE L'UNION DES FABRICANTS DE PAPIER DE FRANCE

Titre Premier : Cours d'eau. — Chapitre Premier : Dispositions générales.

Critiques de la Chambre de commerce de Paris.

Il y a délit, que le déversement soit volontaire ou non, direct ou indirect et qu'il ait eu ou non des conséquences fâcheuses; ce délit est constitué par le seul fait que les matières déversées ne remplissent pas les conditions que nous venons de lire.

La lecture de ce texte montre clairement que tous les emplois de l'eau étant prévus, sauf l'alimentation humaine, on peut dire d'un mot, en langage vulgaire : il faut que l'eau, après le déversement, demeure pure, sans qu'on exige qu'elle soit potable. Que doit donc être le déversement pour n'être pas délictueux ? L'article 2 lui impose avec une très grande précision des conditions organoleptiques (celles qui impressionnent les organes des sens, aspect, odeur, saveur), physiques (densité, température), chimiques (matières en dissolution), enfin bactériologiques (teneur en microbes).

On voit que rien n'est oublié et que les déversements, rigoureusement passés au filtre de l'examen des techniciens, devront être eux-mêmes presque de l'eau pure pour ne pas altérer la pureté des cours d'eau et des nappes souterraines; c'est une véritable révolution dans les habitudes traditionnelles de la vie humaine. N'avions-nous pas raison de dire qu'il est difficile de porter *a priori* un jugement sur les conséquences d'une pareille loi si elle venait à être votée par le Parlement?

Il est certain que cela mettrait entre les mains des deux départements de l'agriculture et des travaux publics, appuyés sur les hygiénistes, un pouvoir considérable vis-à-vis des communes et des industriels. Il est vrai que l'Administration promet de « ne pas imposer aux communes et à l'industrie des charges inacceptables ». Mais sera-ce possible et quelles garanties offre-t-on aux intéressés? La suite de l'examen du projet va nous éclairer à cet égard. Disons, cependant, tout de suite, que les conditions exigées nous semblent avoir été déterminées par des préoccupations exclusivement hygiéniques, sans qu'il soit tenu compte de la possibilité de satisfaire à ces prescriptions. En sorte que cette présomption de culpabilité apparaît vraiment peu équitable vis-à-vis des contrevenants de bonne foi, dont la principale excuse serait la tradition séculaire.

Critiques de l'Union des Fabricants de papier de France.

Il nous paraît impossible que la qualité des eaux de toute rivière puisse répondre complètement aux exigences de l'article 1er, d'un caractère trop théorique.

Aucune eau ne nous semble susceptible de satisfaire à toutes les prescriptions à prévoir au point de vue organoleptique, physique, chimique et bactériologique.

Il n'est pas admissible, en outre, que le seul fait d'un déversement constitue un délit si ce déversement n'a eu aucune conséquence. Les industriels pourraient être ainsi en état d'infraction permanente. Nous exprimons donc le désir que le second alinéa de l'article 2 soit supprimé.

Chapitre II : Déversements des Résidus industriels.

Critiques de la Chambre de commerce de Paris.

Le chapitre II comprenant les articles 3, 4, 5 et 6 a rapport aux déversements industriels : c'est donc celui qui nous touche de plus près. L'article 3 dispose que des arrêtés ministériels fixeront les industries qui ne pourront déverser leurs résidus dans les cours d'eau qu'après leur avoir fait subir une épuration efficace On retrouve ici le classement des établissements insalubres : les dispositions à prendre pour l'épuration seront proposées par l'industriel et devront être reconnues acceptables par un arrêté du préfet.

Nous devons croire à une intention libérale dans cette faculté laissée à l'industriel de choisir le procédé d'épuration ; car il faut bien reconnaître que, si l'on adoptait la solution inverse, c'est-à-dire la détermination par le préfet du mode d'épuration, l'industriel serait en droit d'objecter que d'autres procédés existent, plus pratiques ou moins coûteux. La solution proposée est donc à ce point de vue satisfaisante.

Les articles 4, 5 et 6 indiquent la louable préoccupation de relâcher un peu les liens si étroits dans lesquels les articles 1 et 2 ont enfermé les producteurs d'eaux résiduaires. L'article 4 autorise l'admission dans les égouts des résidus industriels, sous réserve d'autorisation. L'article 5 prévoit que, dans certaines sections de cours d'eau, ces résidus pourront être déversés sans remplir les conditions rigoureuses de l'article 2, moyennant une épuration qui sera, suivant les cas, plus ou moins complète. L'article 6, enfin, donne certaines facilités pour l'épuration : bénéfice de la servitude d'aqueduc en cas d'épandages, facultés d'expropriation par la commune pour le compte des propriétaires de l'établissement, si les travaux nécessaires au traitement des résidus devaient être exécutés en dehors de l'usine d'où ils proviennent.

L'Union des Fabricants de papiers ne formule aucune critique au sujet du chapitre II.

Titre III : Commission de conservation des eaux.

Critiques de la Chambre de commerce de Paris.

Nous avons dit plus haut, et on a pu juger par ce rapide examen, que la loi dont nous nous occupons remettrait entre les mains des Ministres de l'agriculture et des travaux publics un pouvoir considérable.

Le titre III apporte pourtant une sage restriction à ce pouvoir par la création d'organes consultatifs spéciaux, dont la composition est particulièrement intéressante.

L'article 16 institue auprès de la Direction de l'hydraulique une Commission supérieure de conservation des eaux. Cette Commission, dont les membres sont nommés par le Ministre de l'agriculture, comprend, avec les fonctionnaires intéressés, des représentants du Conseil supérieur d'hygiène, du Comité consultatif des arts et manufactures, des géologues, des chimistes, des industriels, des agriculteurs, des représentants de communes, de syndicats de riverains, de pêcheurs et de pisciculteurs.

Les arrêtés des ministres prévus dans le projet de loi devront être pris après avis de cette Commission, et lorsqu'un arrêté de préfet fera l'objet d'un recours au ministre, il sera statué également après avis de cette Commission.

L'article 17 porte que les arrêtés de préfet prévus dans le projet devront être pris après avis d'une Commission dite « de conservation des eaux », formée du Conseil départemental d'hygiène, auquel seront adjoints des représentants des administrations intéressées, un chimiste, un géologue, des industriels, un agriculteur, un représentant des syndicats de riverains, de pêcheurs, de pisciculteurs.

Ces Commissions ne sont que consultatives, car jamais le pouvoir exécutif n'accepterait de leur subordonner entièrement sa décision. Mais nous ne croyons pas qu'un préfet, et moins encore peut-être un ministre, se risquerait à prendre sur des questions d'un ordre si spécial un arrêté dont les conséquences pourraient être des plus graves contre l'avis d'une Commission technique à laquelle la loi nous oblige à en référer.

Nous estimons donc qu'on peut considérer ces Commissions comme présentant de sérieuses garanties, surtout si l'on veut bien observer que le tiers au moins du nombre total de leurs membres devra être composé d'industriels. Nous croyons que cette condition apporte un contrepoids salutaire à la toute-puissance administrative et au zèle, parfois excessif, des hygiénistes.

La Chambre de commerce ne manquera pas de comparer ces Commissions spéciales au Conseil supérieur et aux Conseils départementaux des établissements classés dont elle demandait la création au moment de la première proposition de loi de M. Chautemps : il est particulièrement intéressant de constater que ni M. le sénateur Chautemps, ni le ministre de commerce n'ont voulu accepter cette création, tandis qu'aujourd'hui le ministre de l'agriculture, avec toutes les précautions que lui suggère le souci de son rôle administratif, n'hésite pas à proposer pour la réglementation des déversements d'eaux résiduaires des organes absolument identiques, dont le rôle serait tout à fait essentiel dans le fonctionnement de la loi. Ajoutons que les ministres du commerce et des travaux publics ayant donné leur adhésion entière à ce projet, nous pouvons espérer ne plus rencontrer de la part du premier de ces ministres l'opposition irréductible que nous rappelons plus haut, quand nous redemanderons au Parlement des Conseils spéciaux des établissements classés.

Titre IV : Pénalités et constatation des délits.

Critiques de la Chambre de commerce de Paris.

Le titre IV traite des pénalités : certaines sont exagérées, car il ne faut pas oublier que le délit peut être involontaire.

Ce qui nous paraît devoir surtout attirer l'attention, c'est que les procès-verbaux concernant les infractions seront dressés soit par les agents du Service hydraulique ou du Service des ponts et chaussées, soit par des agents commissionnés à cet effet par le ministre, ayant pouvoir de pénétrer de jour et de nuit dans les usines.

Nous avons dit, à propos des inspecteurs des établissements classés, combien cette faculté nous semble redoutable : on comprend que ces agents puissent ainsi surprendre des secrets et commettre des indiscrétions qu'aucune sanction pénale ne saurait réparer, et, quant aux réparations civiles, comment pourra-t-on en poursuivre la réalisation ? Nous ne voyons pas la nécessité d'introduire dans les usines une nouvelle catégorie de fonctionnaires : elles sont visitées déjà par les inspecteurs du travail et ceux des établissements classés. N'est-ce point suffisant, et devons-nous vraiment montrer nos ateliers à tout venant ? Les résidus d'une usine peuvent être examinés à l'extérieur, et la seule chose à vérifier à l'intérieur, d'après la présente loi, serait l'existence de puisards. Il n'y aurait qu'à en confier la surveillance à des agents ayant le droit d'entrée.

Critiques de l'Union des fabricants de papiers.

Art. 18. — Cet article, outre qu'il nous semble d'une sévérité exagérée quant à l'importance des sanctions, prévoit la responsabilité civile et pénale de l'industriel. Or, la responsabilité pénale est toujours individuelle dans le droit français, et il est injuste et impossible de l'appliquer aux industriels, qu'ils soient patrons, gérants, administrateurs ou directeurs. En effet, ces derniers ne sont pas seuls dans leurs établissements; ils peuvent être victimes d'ouvriers inconscients, maladroits ou paresseux, qui laisseraient écouler à la rivière, en dépit des ordres donnés, des produits de contamination. De plus, étant donné l'état d'esprit qui règne parfois dans l'élément ouvrier, il n'est pas téméraire de prévoir un nouveau mode de sabotage que l'industriel serait appelé à supporter pénalement.

Nous demandons que les chefs d'industries, gérants, administrateurs ou directeurs ne puissent être rendus pénalement responsables des délits commis par leur personnel.

Art. 19. — Cet article, suivant le quatrième alinéa, donne le droit aux agents et fonctionnaires chargés de l'application de la loi, de pénétrer de jour et de nuit dans les usines closes et leurs dépendances. Nous demandons la suppression de l'obligation pour l'industriel de laisser pénétrer les agents dans ses établissements à quelque heure que ce soit, sans son autorisation ou sans un préavis suffisant lui permettant d'assister à la visite des fonctionnaires.

De plus, le serment prêté par les agents de l'autorité de ne pas révéler les secrets de fabrication qu'ils auraient pu surprendre lors de leur visite dans les établissements visés ne semble pas une garantie suffisante aux industriels, non plus que les pénalités qui pourraient frapper lesdits agents pour la divulgation de ces secrets. La preuve de ce délit, qui serait le plus souvent involontaire, sera, en pratique, presque toujours impossible à faire.

Art. 21. — Cet article consacre une disposition de la plus haute gravité. On ne peut admettre, en effet, que les syndicats de pêcheurs, de riverains, de pisciculteurs ou tous autres groupements ayant un intérêt très spécial dans la question, aient la faculté d'intervenir personnellement devant les tribunaux et de se substituer à l'Administration pour réprimer les infractions commises : les industries seraient alors sous la dépendance absolue de ces groupements.

Le plus notoire des inconvénients de cette disposition serait de tenir la porte ouverte aux vengeances, aux rivalités locales et même aux tentatives de chantage. Ce serait enfin un aveu d'impuissance de la part de l'autorité administrative en ce qui concerne la constatation des délits et leur répression, et pour tout dire, ce serait la surveillance d'une catégorie de citoyens par une autre catégorie de citoyens ayant des intérêts contradictoires, alors que les agents de l'administration présenteraient plus de garanties d'impartialité.

Observations du Syndicat général des cuirs et peaux de France

Le projet de loi soumis au Parlement, d'un intérêt indiscutable, sera certainement admis en principe par l'industrie. Mais des amendements tendant à en modérer les rigueurs sont nécessaires si on veut éviter de troubler profondément les industries tributaires des cours d'eau et en particulier les industries du cuir. Nous croyons devoir soumettre à l'examen de la Commission parlementaire quelques observations sur un certain nombre d'articles du projet.

Chapitre Premier.

Il nous paraît nécessaire de concilier, dans la mesure du possible, les intérêts industriels avec les conditions requises. Etant donné, d'autre part, que bien des cours d'eau, par leur teneur naturelle en sels divers, sont impropres à l'alimentation et aux besoins domestiques, nous proposons de supprimer l'alinéa 3 et de présenter la rédaction suivante.

Article premier. — Il est interdit de jeter, de déverser ou laisser écouler, soit directement ou indirectement, dans les cours d'eau, aucune matière susceptible de nuire : 1° à la conservation et à l'écoulement des eaux ; 2° à la salubrité ; 3° à la flore et à la faune aquatiques utiles.

Sauf à concilier, dans la mesure du possible, les intérêts industriels avec les conditions requises.

ART. 2. — La contamination des eaux peut être produite indépendamment de la volonté humaine. Certaines rivières sont contaminées par des eaux qui, tombant sur des pâturages inclinés dans des pays de montagne, traversent ces pâturages et entraînent avec elles les éléments nocifs provenant des animaux qui pâturent. Toutes les prescriptions organoleptiques, physiques, chimiques et surtout bactériologiques, peuvent ne pas être de ce fait réalisées.

Quant au deuxième alinéa, nous pensons qu'il devra être supprimé. A notre avis, il ne peut y avoir délit, s'il n'y a pas de conséquences, par conséquent de préjudice.

Titre III.

ART. 17. — Le Syndicat général serait heureux de voir élever à la moitié des membres le nombre des industriels appelés à faire partie de la Commission.

Titre IV.

ART. 18. — Nous protestons contre la responsabilité pénale que pourraient encourir le patron, le gérant, les administrateurs ou le directeur d'un établissement, du fait des délits que pourraient commettre leurs ouvriers ou employés, étant donné que le délit pourrait être volontaire de leur part ; des actes de sabotage si nombreux constatés dans ces dernières années exposeraient les industriels à la prison, alors qu'ils seraient eux-mêmes victimes de vengeances ou de mauvaises plaisanteries.

ART. 19. — Nous protestons contre la pénétration, la nuit, dans les établissements, des agents chargés de constater l'application de la loi, le contrôle des prélèvements étant pour l'industriel impossible ; dans ces conditions, l'intéressé se trouverait à la merci des agents de l'administration et exposé ainsi à être victime d'abus.

ART. 20. — Il nous semble nécessaire que les prélèvements soient effectués par des agents compétents, la prise d'échantillons étant, de l'avis des chimistes, une des principales causes d'erreur dans les analyses. Pour éviter, de la part des agents, toute divulgation, même involontaire, des procédés de fabrication, délit dont la preuve serait d'ailleurs impossible à faire, il serait désirable que la prise d'échantillons puisse être faite à l'extérieur des usines, à l'orifice d'écoulement des eaux. Cette disposition supprimerait l'accès des agents dans les établissements intéressés. Dans le cas où leur visite à l'intérieur serait nécessaire, il nous semble indispensable que le chef d'industrie soit présent et que l'agent de l'administration soit accompagné par lui.

Art. 21. — Nous ne pouvons admettre que des syndicats de pêcheurs, de riverains ou autres aient la faculté d'intervenir personnellement devant les tribunaux et de se substituer à l'administration pour réprimer les infractions commises. Les industries seraient alors sous la dépendance de ces groupements. Cette disposition ouvrirait la porte aux rivalités locales et aux vengeances de syndicats.

Les agents de l'administration doivent suffire; ils présenteraient plus de garantie d'impartialité.

En résumé, nous nous rallions volontiers à l'idée de protéger les cours d'eau contre la pollution, et d'assurer leur conservation, mais nous souhaiterions que le projet présente toutes les garanties contre l'arbitraire en matière de répression, contre l'ingérence d'éléments étrangers à l'administration dans les poursuites à exercer en cas de délit, contre les divulgations des secrets de fabrication et enfin contre les dispositions qui rendraient impossible l'exercice d'une industrie qui occupe, par son importance, le troisième rang dans l'industrie nationale.

Critiques de la Chambre de commerce d'Annonay.

Le projet de loi présenté par le Gouvernement contre la pollution et en vue d'assurer la conservation des eaux dispose à l'article premier : « Interdiction de jeter, de déverser aucune matière susceptible de nuire : 1° à la conservation, etc...; 2° à la salubrité; 3° à l'utilisation des eaux pour l'alimentation des animaux, etc...; 4° à la faune et à la flore aquatiques » et, article 2 : « Des arrêtés concertés entre le ministre de l'agriculture et le ministre des travaux publics fixeront les conditions que devront remplir les jets, déversements ou écoulements, aux points de vue organoleptique, physique, chimique et bactériologique. Le simple fait qu'un jet, déversement ou écoulement ne remplit pas les conditions ainsi fixées constituera un délit, sans qu'il y ait lieu de rechercher quelles en ont été les conséquences. »

L'article premier est absolument inapplicable dans les industries de la tannerie, de la mégisserie, de la papeterie; autant décréter tout de suite l'interdiction de fabriquer des cuirs, des peaux et du papier. En effet, nous ne voyons pas la possibilité d'exercer ces industries, si elles doivent rendre les eaux, aux cours d'eau, après usage, dans le même état où elles étaient auparavant. Très certainement, les eaux résiduaires de ces industries ne conviennent pas à la faune aquatique et ce n'est qu'après un parcours de quelques kilomètres que les poissons peuvent vivre dans nos petits cours d'eau qui, d'ailleurs, sont presque à sec pendant les grandes chaleurs. Il semble que les instigateurs de cette formule n'ont eu surtout en vue que la protection de la « faune aquatique utile », intérêt bien mince comparé aux intérêts généraux économiques du pays, représentés par ces immenses usines qui font la principale richesse de la France.

Les lois existantes, si elles eussent été appliquées dans notre circonscription, auraient empêché l'établissement de ces industries. Au lieu de cela, on a incité nos industriels à aller de l'avant et, aujourd'hui, l'industrie des cuirs et peaux tient le troisième rang dans l'industrie générale de la France et une place très honorable au regard de notre exportation mondiale.

Il serait souverainement injuste d'arriver à la suppression partielle ou totale d'une industrie par une législation si étroite qu'elle découragerait les activités et les initiatives les plus hardies.

Le chapitre II, avec ses articles 3, 4, 5 et 6, atténue dans une certaine mesure les rigueurs des articles 1 et 2, mais ces atténuations laissent encore subsister une inquiétude dangereuse au regard du développement et des progrès futurs de nos industries.

Le titre IV confère aux agents et fonctionnaires, chargés de faire appliquer la loi, le droit de pénétrer à tout moment, de jour et de nuit, dans les usines et leurs dépendances. Il y a là un fait abusif et susceptible des plus graves inconvénients. Nos industries se distinguent les unes des autres par des tours de main et des secrets de fabrication que chacun garde avec soin. Ces agents peuvent les surprendre et porter, parfois même sans s'en douter, un tort considérable aux industriels visités.

Enfin, nous voyons aussi, dans ce titre IV, que le chef d'industrie pourra être pénalement responsable de délits commis par son personnel à son insu.

Nous ne croyons pas utile de pousser plus loin cette étude. Nous avons voulu seulement établir que les principaux articles du projet de loi ne peuvent se concilier avec l'exercice des industries de notre circonscription et certainement l'esprit du législateur n'est pas de supprimer ces industries qui font vivre tout le pays au seul profit de quelques sportifs de la pêche.

Les intérêts en présence ne sauraient être mis en balance.

En résumé, nous vous proposons :

1° D'émettre le vœu que la loi en projet soit rédigée dans un sens assez libéral pour qu'elle ne soit pas de nature à empêcher le développement des usines existantes ni à entraver la création de nouvelles industries de la tannerie, de la mégisserie, de la papeterie, industries qui représentent l'une des puissances économiques les plus importantes de la France ;

2° Dans le cas où une loi serait votée, qu'il soit stipulé un régime de tolérance qui permette aux industries établies de continuer à exister dans les conditions où elles sont actuellement.

Devant ces protestations, des dispositions transactionnelles reproduites ci-après furent élaborées par M. le Dʳ Calmette, directeur de l'Institut Pasteur de Lille, et par M. E. Rolantz, chef de laboratoire de l'Institut Pasteur de Lille.

Ces deux savants se sont spécialisés dans l'étude de la question des eaux résiduaires et la station expérimentale de la Madeleine, près de Lille, créée par M. Calmette, leur a permis d'obtenir des résultats intéressants ; il y a beaucoup de chances pour que leur avis soit pris en sérieuse considération par le Gouvernement et le rapporteur, leur façon de voir sur ces sujets faisant autorité.

IV. DISPOSITIONS TRANSACTIONNELLES
ET AMENDEMENTS PROPOSÉS PAR MM. LE Dr CALMETTE ET E. ROLANTZ

Titre Premier. — Chapitre Premier : Dispositions générales.

Nous ne verrions aucun inconvénient à modifier la rédaction des articles 1er et 2e du projet de loi, car la définition des matières dont le déversement dans les cours d'eau est susceptible de nuire gagnerait à être précisée de telle sorte qu'elle ne prêtât à aucune discussion. Il ne s'agit évidemment pas d'obliger les industriels ou les communes à rendre aux rivières une eau plus pure que celle qu'ils peuvent leur emprunter. On doit seulement exiger qu'ils ne la rendent pas inutilisable à autrui après en avoir fait eux-mêmes l'usage que comportaient leurs besoins.

D'autre part, il est tout à fait inutile et impossible de fixer les conditions que les jets, déversements ou écoulements devront remplir aux points de vue organoleptique, physique, chimique et bactériologique. Ces conditions devront varier à l'infini suivant les localités, suivant les circonstances, suivant les saisons, sous peine de rendre impraticable toute espèce d'industrie et de ruiner les régions les plus prospères de la France. Il est donc préférable de renoncer à une réglementation de détail qui ne pourrait jamais être appliquée.

On ne saurait en outre admettre que, dans certains cas, par exemple aux époques de fortes crues des rivières, on ne puisse tolérer à titre exceptionnel et momentané des déversements d'eaux incomplètement épurées, si ces déversements sont reconnus inoffensifs par les autorités compétentes. Il faut donc prévoir la possibilité d'accorder ces autorisations temporaires.

Enfin, nous estimons qu'un déversement non autorisé ne peut constituer un délit que s'il peut en résulter un dommage pour la santé publique ou une atteinte aux intérêts généraux que la loi a pour objet de sauvegarder. Si le déversement n'est susceptible de produire aucune nuisance (par exemple s'il s'agit d'eaux de condensations de chaudières convenablement refroidies ou d'eaux de lavage du sol suffisamment décantées), il n'y a pas lieu de l'interdire et il serait étrange d'en poursuivre les auteurs.

Nous proposons donc de modifier comme suit le texte des articles 1 et 2.

Texte que nous proposons d'ajouter :

Article premier. — Il est interdit de jeter, déverser ou faire écouler, soit directement, soit indirectement, dans les cours d'eau aucune matière susceptible :

De gêner l'écoulement des eaux ;

De provoquer des envasements, des fermentations ou des réactions chimiques qui auraient pour résultat de créer une cause d'insalubrité ou de rendre, en aval du point de déversement, les eaux inutilisables pour les besoins domestiques ou pour les emplois agricoles ou industriels;

D'intoxiquer les poissons.

ART. 2. — Hormis les cas pour lesquels l'autorisation de déversement dans des conditions particulières aura été dûment sollicitée et accordée par l'autorité compétente, le simple fait qu'un jet, déversement ou écoulement, est susceptible de réaliser l'une des causes de nuisance énumérées à l'article premier constituera un délit.

Chapitre II : Déversements des résidus industriels.

Texte dont nous proposons l'adoption (les additions au texte du projet de loi sont en *italiques*) :

ART. 3. — « Des arrêtés pris par le Ministre de l'agriculture et par le Ministre des travaux publics, après accord avec le Ministre du commerce et de l'industrie, fixeront les industries qui ne pourront déverser directement ou indirectement leurs résidus dans les cours d'eau qu'après leur avoir fait subir une épuration efficace *ou les avoir rendus inoffensifs.*

« Les dispositions à prendre pour l'épuration seront proposées par l'industriel et devront être reconnues acceptables par un arrêté du préfet rendu dans le délai d'un an sur le rapport du service chargé de la police des cours d'eau, *qui tiendra compte dans chaque cas particulier des circonstances locales, des besoins de l'industrie et des intérêts engagés.* »

(Le reste de l'article 3 et les articles 4, 5 et 6 sans changements).

Chapitre III : Déversements d'eaux usées provenant des communes.

Nous ne proposons aucune modification au texte de ce chapitre III.

Titre II : Eaux souterraines.

Nous ne proposons aucune modification au texte des articles 12 à 15 formant le titre II du projet de loi.

Titre III : Commission de conservation des eaux.

Nous n'avons aucune modification à proposer au texte des articles 16 et 17 formant le titre III du projet de loi.

Titre IV : Pénalités et constatation des délits.

Texte que nous proposons d'adopter :

ART. 18, 19, 20. — Sans changements.

ART. 21. — Il serait, à notre avis, nécessaire de limiter aux associations de riverains, aux syndicats ou sociétés de pêcheurs *directement intéressés*, le droit d'exercer des poursuites en se portant partie civile, afin d'éviter que ce droit dégénère en abus dans certaines localités rurales où les hostilités politiques sont parfois féroces.

Nous proposons donc de modifier cet article 21 comme suit :

« Les associations syndicales constituées en vertu des lois des 21 juin 1865, 22 décembre 1888, les associations organisées par l'Administration en vertu des lois des 14 floréal an XI, 16 septembre 1807 et 8 avril 1898, les Associations de riverains pour la protection des cours d'eau et les syndicats et sociétés de pêcheurs *directement intéressés*, formés en vertu de la loi du 1er juillet 1901, pourront exercer les droits reconnus à la partie civile par les articles 63, 64, 66, 67, 68 et 182 du Code d'instruction criminelle, en ce qui concerne l'exécution de la présente loi. »

Titre V : Dispositions diverses et transitoires.

Ce titre V, relatif aux dispositions diverses et transitoires, ne donne lieu, de notre part, à aucune observation.

Les quelques modifications qui précèdent et que nous proposons d'apporter au texte du projet de loi élaboré par la Commission plénière nous paraissent de nature à sauvegarder les intérêts respectables de l'industrie sans porter la moindre atteinte à ceux de la santé publique ni aux droits des citoyens qui veulent pouvoir disposer partout d'eaux utilisables pour leurs besoins agricoles ou industriels.

Nous souhaitons qu'elles reçoivent l'approbation des intéressés, et que, par la suite, le Parlement ne tarde pas davantage à doter notre pays d'une législation libérale et bienfaisante que réclament avec tant de légitime insistance tous les citoyens soucieux du bien public.

Au cours de la discussion précédente, devant la *Société de médecine publique et de génie sanitaire*, M. Rolantz a fait remarquer combien les industriels se souciaient peu des inconvénients qui pouvaient résulter de la pollution des eaux. Un exemple, dit-il, montrera la justesse de cette observation.

L'an dernier, à la demande du Comité d'études scientifiques du ministère de l'agriculture, nous avons ouvert une enquête auprès des laveurs et des peigneurs de laines auxquels nous avons adressé un questionnaire.

Sur 172 destinataires, nous n'avons reçu que 12 réponses.

Parmi celles-ci, 6 industriels nous informaient que leurs usines avaient été transformées en filatures, 2 déclaraient ne faire subir aucun traitement aux eaux résiduaires, 3 en retiraient les graisses; un seul, enfin, nous disait avoir pratiqué l'épuration, mais il faut ajouter que son usine est fermée depuis vingt ans.

Sur les 166 usines, petites ou grandes, actuellement en travail, non seulement il n'y a d'épuration dans aucune, mais encore nous n'en connaissons que 6 dans lesquelles on s'efforce d'en retirer les matières grasses composées, qui, par leur proportion et leur valeur, méritent pourtant de ne pas être perdues pour l'industrie.

Comment, dans ces conditions, s'il n'y a pas de contrainte au moins latente, les laboratoires qui, comme celui de l'Institut Pasteur de Lille, se sont spécialisés dans l'étude de ces questions, pourront-ils établir les méthodes d'épuration réclamées par M. Pascalis?

Le projet prévoit des délais pour l'application de la loi. Je suis persuadé que si les industriels sont convaincus que la loi sera appliquée, les méthodes rationnelles et économiques d'épuration des eaux résiduaires seront établies avant l'expiration de ces délais. Les progrès de l'industrie sont de jour en jour si grands, qu'il n'est pas permis de douter qu'on ne trouve rapidement les moyens de supprimer la pollution des eaux.

Avant de terminer, enregistrons le vœu adopté par la *Société de médecine publique et de génie sanitaire* dans sa séance du 23 octobre 1912 :

« La *Société de médecine publique et de génie sanitaire*, se plaçant exclusivement au point de vue de l'hygiène, approuve le principe du projet de loi présenté par le Gouvernement et émet le vœu que des mesures soient prises dans le plus bref délai possible pour assurer la conservation et empêcher la pollution des eaux. »

Ce vœu a été transmis à MM. les Ministres de l'agriculture et des travaux publics ainsi qu'à M. Léon Perrier, rapporteur.

Maintenant, Messieurs, des considérations précédentes nous pouvons tirer les conclusions suivantes :

Tout d'abord, nous reconnaissons le principe utilitaire de ce nouveau projet de loi ; en effet, devant le développement prodigieux de l'industrie et les inconvénients qui peuvent résulter pour la santé publique de la contamination des eaux par le déversement des eaux résiduaires des villes et des industries diverses, il est nécessaire de réglementer dans une certaine mesure ce déversement, d'établir sur des données scientifiques l'épuration des eaux contaminées. Mais il est facile de comprendre qu'il est impossible d'établir une méthode générale d'épuration.

En effet, il est inutile d'insister sur la diversité de composition des eaux d'égout des villes, cette composition pouvant varier suivant le milieu, la disposition des lieux, l'importance du déversement et les nombreuses causes locales : le problème à résoudre ne sera pas le même, par exemple, pour une ville arrosée par d'importants cours d'eau ou pour une ville arrosée par une petite rivière.

Quant à l'industrie, la question est encore bien plus complexe, chaque industrie donnant des eaux résiduaires tout à fait différentes. C'est ainsi que, en ce qui concerne la tannerie, dans un même centre possédant plusieurs usines, chacune de ces usines ayant une fabrication et des procédés différents rejettera des eaux résiduaires demandant une épuration spéciale.

Nous croyons qu'il sera indispensable d'étudier avant tout les conditions locales ; dans beaucoup de cas les mélanges nombreux d'eaux résiduaires amèneront une précipitation plus ou moins importante des produits reconnus dangereux et il y aura là un moyen d'atténuer dans une large mesure les prescriptions à imposer.

Ainsi, à Annonay, où il existe deux industries très différentes, les tanneries et les fabriques de papier, il est très curieux de constater que les eaux résiduaires des premières sont en quelque sorte rendues inoffensives par le déversement des eaux provenant des papeteries et constituées plus spécialement par du chlore et des composés chlorés dont l'action antiseptique est connue.

En résumé, nos conclusions seront conformes à celles des groupements importants qui, justement émus par les conséquences de ce projet de loi, ont déjà donné leur appréciation.

Nous formulons les observations suivantes contre le projet de loi :

I. Suppression du second alinéa de l'article 2 : « Le simple fait qu'un jet, déversement ou écoulement, ne remplit pas les conditions ainsi fixées constituera un délit, sans qu'il y ait lieu de rechercher quelles en ont été les conséquences. »

II. Relativement à l'article 17, nous exprimons le vœu de voir porter à la moitié le nombre des industriels appelés à faire partie de la Commission.

III. Relativement à l'article 18, nous demandons que les chefs d'industrie, gérants, administrateurs ou directeurs, ne puissent être rendus pénalement responsables des délits commis par le personnel.

IV. Nous nous élevons avec énergie contre l'article 19, qui oblige l'industriel à laisser pénétrer dans son usine les agents chargés du contrôle, à quelque heure que ce soit, sans autorisation ou sans un préavis suffisant qui lui permette d'assister à la visite de ces fonctionnaires.

V. Enfin nous demandons la suppression de l'article 21, autorisant les syndicats ou associations de riverains, de pisciculteurs, de pêcheurs, etc., à exercer des droits reconnus à la partie civile d'intervenir devant les tribunaux et de se substituer à l'administration pour réprimer les infractions commises ; les industriels seraient alors sous la dépendance de ces groupements.

Enfin qu'il nous soit permis, pour terminer, de citer les paroles suivantes de M. Henry Boucher, ancien ministre du commerce et de l'industrie et président d'honneur de l'Union des fabricants de papier de France, qui nous paraissent résumer toute la question :

« Les protecteurs de la pêche, dont je suis, ne peuvent exiger l'impossible. Il en est des rivières comme des hommes : les unes travaillent, les autres ne travaillent pas. La marque du travailleur, c'est sa main calleuse, et on ne saurait réclamer de lui les raffinements de propreté des élégants inutiles ou des bergers de romance.

« Les rivières qui travaillent ont aussi leurs inélégances et l'on ne peut demander qu'elles soient sans quelques souillures.

« Il faut s'efforcer qu'elles continuent à nourrir les poissons, mais il ne faudrait pas acheter cet avantage en les empêchant de faire vivre les hommes. »

Après la lecture de ce rapport et quelques observations présentées par plusieurs membres, notamment par M. Lignon qui insiste sur la nécessité d'écarter la probabilité d'intervention abusive de la part de syndicats d'autant plus portés à agir inconsidérément à l'égard des industriels incriminés de contravention aux règlements qu'ils sont irresponsables, M. le Président met aux voix l'approbation de ce rapport qui est voté à l'unanimité.

En conséquence,

LA CHAMBRE DE COMMERCE DE LYON,

Adopte le rapport ci-dessus en ses termes et conclusions, le transforme en délibération et décide qu'il sera adressé à M. le Ministre du commerce et de l'industrie, à M. le Ministre des travaux publics et à M. le Ministre de l'agriculture.

Elle en vote ensuite l'impression.

POUR EXTRAIT CONFORME :
Le Secrétaire, Membre de la Chambre,
A. PERRIN

Lyon. — Imprimerie A. Rey, 4, rue Gentil. — 63698

www.ingramcontent.com/pod-product-compliance
Ingram Content Group UK Ltd.
Pitfield, Milton Keynes, MK11 3LW, UK
UKHW022332120726
13694UKWH00004B/1573